# DIETA PALEO

## Una Guía Fundamental Para Todo Principiante

Beneficios – Recetas – Alimentos

Adelgazar – Ejercicios – Enfermedades Autoinmunes

*Pauline PATRY*

# Tabla de contenidos

# Introducción

Parece que hoy, dondequiera que miremos, alguien está tratando de convencernos de que su forma de conseguir estar sano es la mejor. Entre las tendencias de las dietas de moda, los suplementos y los productos que dicen hacer milagros, el mundo puede parecer un lugar asombroso lleno de maravillosa tecnología que puede ayudarnos a perder peso rápidamente. Y elegir entre las opciones a menudo es agobiante y difícil. Especialmente una vez que empieza a descubrir la cruda realidad sobre muchas de estas opciones. Que abundan las estafas, que los productos químicos y las hormonas pueden alterarse en el cuerpo y causar efectos terribles y que los productos que dicen hacer milagros pueden ser perjudiciales a largo plazo.

Entonces, ¿en quién podemos confiar cuando queremos empezar un estilo de vida saludable?
La respuesta es simple. La naturaleza.
En la naturaleza, hay un equilibrio natural que puede ser muy delicado. Si nos alejamos de las prácticas naturales y sustituimos cosas como la alimentación sana y el ejercicio por pastillas y hambre, los resultados obvios serán perjudiciales para nosotros. Fuimos diseñados para disfrutar de una dieta abundante que sea rica en componentes específicos: grasas saludables, vitaminas y minerales.
Ahí es donde la dieta paleo entra en juego. Introducida durante los años 70 por un hombre llamado Walter Voegtlin, la idea de comer solo alimentos que consumieron nuestros antepasados de la era paleolítica se ha vuelto inmensamente popular. Cuando dejamos de ingerir alimentos que se introdujeron durante la época en que la caza y la recolección se ralentizaron en favor de la

agricultura, la idea es que limitemos muchos productos ricos en almidón y carnes grasas y nos acostumbremos a comer alimentos que son ricos en nutrientes e ideales para mantener el cuerpo y el tracto gastrointestinal lo más saludable posible. Voegtlin pensaba que sería una buena manera de influir en la gente moderna para que comieran de forma más saludable.

Voegtlin fue un pionero en su campo y su investigación inspiró a otros a llegar a conclusiones sobre la dieta por sí mismos. Otro médico creía que nuestros cuerpos habían evolucionado para este tipo de dieta. Es decir, para comer los tipos de alimentos a los que nuestros antepasados cazadores y recolectores podían acceder en sus travesías. Estamos naturalmente adaptados para digerir carnes magras, frutas, verduras, frutos secos y semillas. De hecho, ¡son increíblemente buenos para nosotros! Los tipos de alimentos que llegaron a ser comunes y a estar comercialmente disponibles para nosotros a través de la agricultura, alimentos como los cereales, el maíz (que es técnicamente un cereal), y los productos lácteos consumidos en abundancia pueden causar muchos problemas al cuerpo. La intolerancia a la lactosa, la intolerancia al gluten y otras alergias abundan en los alimentos básicos comerciales y comunes de este tipo. Sin mencionar que varios de ellos contienen mucho almidón, lo que puede dificultar la pérdida de peso.

La dieta paleo es fantástica para aquellos que esperan perder unos kilos, pero, más que eso, es una gran elección como estilo de vida. No se trata solo de perder peso, sino de sentirse bien y tomar decisiones que sean saludables para usted y que le hagan sentirse bien. Puede ser muy estresante saber que los alimentos que estamos comiendo por elección, están haciendo daño a nuestros cuerpos. Incluso si no somos conscientes de ese daño específico, la mayor parte del tiempo, entendemos de manera innata lo que es bueno y lo que es malo para nosotros, y siempre habrá un peso sobre nuestros hombros cuando consumimos alimentos que sin duda sabemos que son malos para nosotros.

Aunque perder peso no es el objetivo principal de la dieta paleo, tiene otros beneficios increíbles. Si está acostumbrada/o a la Dieta Estándar Americana, también conocida como la dieta SAD (Standard American Diet por sus siglas en inglés que significa TRISTE) en todo el mundo debido a la lamentable falta de nutrientes en las comidas típicas que se sirven cuando se consumen comidas procesadas y preenvasadas, entonces es muy probable que esté sufriendo físicamente de alguna manera, o lo hará en el futuro. Los alimentos procesados son terriblemente poco saludables, como se verá en un capítulo posterior. Así que, eliminar estos malos alimentos y tomar la decisión de seguir paleo es un gran cambio de hábitos. ¡Su cuerpo y tu mente se sentirán mejor de lo que se han sentido en años! Todo gracias a un simple cambio.

Seguir paleo no es una tendencia de una dieta a moda en la que va a tener que salir y hacerse de un diario para contar cada caloría que consume para saber si la está siguiendo bien o no. (Aunque, para ser sincero, hay cierto beneficio para algunos en llevar un diario, si quiere hacerse responsable de las elecciones que está tomando. Más sobre esto en un capítulo posterior). Claro, si está comiendo en exceso y no hace suficiente ejercicio para quemar las calorías que consume, entonces el recuento de calorías puede ser de gran ayuda. Sin embargo, muchas personas pueden llevar esa práctica al extremo y no considerar los nutrientes que pueden estar perdiendo cuando siguen las dietas a moda. Seguir la dieta paleo es completamente diferente. No tiene que sacar un mapa grande y complicado para trazar el camino. Solo tiene que dar un paso atrás y mirar a nuestros antepasados y pensar, bueno, ellos fueron capaces de lograr una buena salud física de forma natural. ¡Entonces nosotros también podemos!

Si seguir Paleo le parece la opción correcta, no busque más. Esta guía le ayudará a comenzar este gratificante viaje para comer alimentos que estaban destinados a ser comidos, de la forma en que se supone que deben ser comidos. ¡No más de esas (SAD) TRISTES tonterías! ¡Así que, empecemos!

# Capítulo 1
# Por qué la Dieta Paleo

Puede que se pregunte por qué seguir la dieta Paleo. ¿Cuál es la diferencia entre esa y, digamos, la Keto (Cetógenica)? ¿O una vegetariana? ¿O la Atkins?

La respuesta es que es lindísima por su simplicidad. La dieta Paleo es única en el sentido de que no es una dieta sino una mentalidad. Es una nueva forma de ver la vida y un maravilloso filtro a través del cual elegir la comida. En lugar de decir, "solo puedo comer tantos carbohidratos hoy debido a mi dieta", puede decir, "¡puedo comer una comida completa y va a ser deliciosa!"

Esto se debe a que simplemente canaliza sus opciones de alimentos para que sean de una variedad saludable, a diferencia de la dieta cetogénica, donde se ve obligado a reducir los carbohidratos a un grado peligroso porque su cuerpo pierde peso tan rápidamente que está a punto de estar en estado de inanición. No desea comer comida chatarra, alimentos cargados con exceso de sal y conservantes y quién sabe qué tipos de azúcares ocultos. Quiere comer alimentos que están naturalmente cargados con los nutrientes que necesita nuestro cuerpo para desarrollarse bien. ¡Quiere la dieta de la naturaleza!

Por eso se creó la dieta Paleo. El hombre que la fundó quiso influir en todos para que comieran como lo hacían nuestros antepasados del Paleolítico, porque la comida no estaba llena de cancerígenos y riesgos desconocidos. Era una forma limpia y pura de obtener su comida para que pudieran enfrentar los elementos hostiles y sobrevivir. Algunos pueden argumentar que, si la dieta del Paleolítico era tan buena, ¿por qué la gente del Paleolítico no vivía más tiempo? La respuesta es simple. Vivían en condiciones muy peligrosas. No tenían una medicina avanzada como la que tenemos hoy. Fueron capaces de luchar contra enfermedades que naturalmente podrían habernos aniquilado porque sus sistemas inmunológicos tenían que ser resistentes a los elementos. ¡Si hubieran logrado acceder a los tipos de tecnología que hemos desarrollado hoy, no sabríamos en qué clase de mundo estaríamos viviendo ahora!

En cualquier caso, la dieta Paleo es una forma natural de mantener el equilibro de cuerpo, la mente clara y alerta, y proporcionarnos la flexibilidad y agilidad que podríamos haber necesitado hace miles de años en situaciones de supervivencia.

Tenemos suerte de que este tipo de dieta no sea tan necesaria hoy como lo era entonces. ¿Se imaginas ver a alguien que se crio con una dieta de comida rápida y comidas procesadas y preenvasadas tratando de escapar de un animal salvaje? O mejor aún, ¿luchar y matarlo solo con su ingenio y sus herramientas rudimentarias? O incluso alguien que estuviera bajo una dieta cetogénica, haciendo que su cuerpo sufriera tanto sólo para perder unos pocos kilos rápidamente. Podrían terminar desmayándose sin la cantidad adecuada de carbohidratos en su sistema. ¿Cree que la gente que maltrata sus cuerpos por conveniencia ganaría en una situación de vida o muerte? ¡De ninguna manera!

El principio detrás de seguir la dieta Paleo es simple. Usted quiere funcionar a su máximo potencial. El cuerpo funciona con combustibles y eso es así de simple. De lo que nos alimentamos equivale a la calidad de la gasolina que ponemos en nuestros coches. Si estamos comiendo frutas, verduras y carnes regularmente, ese es un tipo de gasolina bastante común. Pero si nos llenamos de comida basura y conservantes, jarabe de maíz de alta fructosa y alimentos procesados preenvasados y comida rápida, nos sería tan útil como poner diésel en un motor que se supone que funciona con gasolina sin plomo. ¡Tenemos que esforzarnos más para tratar mejor a nuestros motores antes de que se averíen! Seguir la dieta paleo es una excelente manera de deshacerse de los alimentos nocivos que están impactando en el cuerpo, aunque lo hagan de manera invisible. Cuando comemos alimentos que no son saludables, nos afecta de formas que a veces no nos damos cuenta hasta que es demasiado tarde para cambiarlas. Por ejemplo, comer alimentos con alto contenido de sal y grasa pueden empezar a afectar las arterias. Usted no se da cuenta que esto suceda y puede ser una gran sorpresa hasta que su médico le dice que tiene que cuidar su colesterol. En el peor de los casos, tiene un ataque al corazón antes de que se dé cuenta de que algo ha ido mal. Las enfermedades cardíacas son una de las principales causas de muerte en los Estados Unidos de América y no es difícil entender por qué.

Afortunadamente, seguir la dieta Paleo es simple. Está bien definida y es fácil ver por qué es una gran elección. En lugar de que las arterias se obstruyan con carnes rojas grasosas, grasa y sodio, incluye alimentos que son magros y contienen grasas saludables que ayudan al corazón, no lo lastiman. Y ese debería ser siempre el objetivo cuando se trata de tomar decisiones que afectan a su cuerpo. Quiere ayudarlo, no lastimarlo. Porque todo lo que haga mal volverá para atormentarle. Si no es ahora, entonces será cuando llegue a una edad más avanzada y su cuerpo empiece a sentir el peso de sus decisiones.

¡Afortunadamente, nunca es demasiado tarde para mejorar su salud y hacer cambios que beneficien su cuerpo y su mente! Aunque a veces puede ser desalentador emprender cualquier tipo de cambio en el estilo de vida, especialmente cuando se trata de hábitos profundamente arraigados, como la alimentación, el hecho es que queremos mejorarnos a nosotros mismos, nuestras vidas y nuestra salud. ¡Y si seguir Paleo es el camino para llegar, entonces no hay razón para no empezar de inmediato! En el próximo capítulo discutiremos algunos de los fundamentos. ¡Así que, concéntrese porque ahora es el momento de averiguar cómo introducir la dieta Paleo en su vida!

# Capítulo 2
# ¿Qué es la dieta paleo y cómo funciona?

Esta es la pregunta que probablemente esté rondando más en su cabeza en este momento. ¿Qué significa exactamente seguir la dieta Paleo? ¿Qué puede comer, qué se supone que no debe comer? ¿Y por qué algunas cosas están permitidas mientras que otras no? ¿No existían los lácteos en la época de los cavernícolas? ¿O sí?

Bueno, para decirlo de forma simple, la dieta Paleo se distingue por el hecho de que los cavernícolas no usaban sal o condimentos en su comida. Comían lo que tenían a su disposición, cazaban carne de a pie y recolectaban bayas, nueces y semillas mientras viajaban. La mayoría de las veces, no hacían una vida sedentaria. Tenían que seguir a la manada, así que siempre estaban en movimiento. La paleo no es sólo una dieta. Es un estilo de vida. Comer alimentos permitidos en Paleo y llevar un estilo de vida sedentario simplemente no tendrá los efectos que espera que tenga. Todavía tendrá que ser activo/a y hacer ejercicios en una cantidad saludable todos los días. Quiere que su ritmo cardíaco aumente de vez en cuando y saber que está utilizando su cuerpo al máximo.

Esto no quiere decir que no deba hacerlo de forma segura. Si tiene restricciones y limitaciones, hable con su médico sobre los tipos de ejercicios que son mejores para usted. El hombre del paleolítico no se pasaba el día en la cueva viendo televisión o jugando con su teléfono. Salía y se movía, y comía lo que la naturaleza le proporcionaba para sobrevivir a los elementos. Así que no, no es exacto decir que la dieta paleo va a ser una solución mágica a sus problemas de peso, porque no lo es. Como cualquier dieta, funciona mejor cuando se combina con otros hábitos saludables y un estilo de vida activo.

De todos modos, vamos a entrar en el meollo de cómo funciona esta dieta. Aquí hay una simple lista de los alimentos que debería incluir en una dieta paleo. Estos alimentos incluyen:

Carnes magras. Piense en los tipos de animales que podría cazar, especialmente los que comen hierba, como los ciervos.
Carnes de caza.
Verduras de todo tipo.
Frutas de todo tipo.
Pescado, especialmente salmón. Cualquier cosa que sepa que tiene un montón de omega-3.
Semillas, frutos secos y aceites hechos de semillas y frutos secos.

Parece bastante simple, ¿verdad? Ahora hablemos de los tipos de alimentos que no querrá comer. Estos incluyen los siguientes:

Alubias, lentejas, guisantes, etc. Básicamente, legumbres de ningún tipo.
Lácteos.
Sal.
Almidones como las patatas.
Comida rápida.
Azúcares refinados.
Comida basura.
Alimentos procesados.
Cereales. ¡Sí, estos incluyen el pan!

Y eso es todo. Parece simple, ¿verdad? ¡En verdad lo es! Esa es lo lindo de seguir Paleo y, en última instancia, todo su propósito. Simplificar su vida simplificando los alimentos que come. Quitar todas las alimentos que están llenos de aditivos que son difíciles de procesar por nuestros cuerpos para que podamos progresar más sin nada innecesario que nuble nuestras mentes y obstruya nuestras arterias. Es tan fácil como eso.

# Capítulo 3
## La importancia de desarrollar hábitos y formas saludables de para lograrlo

Cambiar cualquier cosa en nuestras vidas requiere mucha fuerza de voluntad. No solo debemos tener el impulso para hacerlo, sino que debemos tener el conocimiento y la capacidad de mantener nuestros objetivos en un primer plano de nuestras mentes y dar los pequeños pasos necesarios para llegar allí cada día. Si no trabajamos siempre para mejorarnos a nosotros mismos y a nuestras vidas, es muy fácil estancarse y perder el control de las cosas que estamos haciendo y que nos hacen avanzar y caer en malos hábitos que nos frenan.

Mientras que la dieta Paleo funciona de manera simple, el hecho es que, sin disciplina, no va a funcionar. Por supuesto, los beneficios permanecerán, pero si no es capaz de decir no a sus vicios y comenzar a hacer cambios en su vida con los que pueda comprometerse, no tiene sentido seguir leyendo. A menos que, ¡quiera aprender a cambiar eso!

Hay varios recursos excelentes para ayudarle a cambiar sus hábitos y desarrollar un mejor estilo de vida. Todos tenemos un gran potencial que podemos trabajar y, si siempre somos capaces de ver el oro al final del arco iris, entonces puede ser extremadamente fácil seguir el camino para llegar allí.
Mucha gente se da por vencida antes de empezar porque puede ser muy desalentador y difícil hacer una gran reforma de nuestras vidas. Es difícil cambiar las cosas a

las que estamos acostumbrados. Nos apegamos emocionalmente a nuestro estilo de vida y a ciertas comidas que liberan endorfinas en nuestros cuerpos, como alimentos con alto contenido de azúcar o grasa u otros ingredientes que son adictivos por razones similares.

Pero no tenemos que hacernos adictos a los malos alimentos y permitirnos tomar malas decisiones debido a ellos. Si vamos a manejar mejor nuestras vidas y a convertirnos en las versiones más fuertes de nosotros mismos que podamos ser, tenemos que hacernos responsables de dar forma a los hábitos que desarrollamos para mejorar nuestras vidas. No podemos culpar a nadie por nuestra salud, especialmente una vez que llegamos a cierto punto en la edad adulta en el que cada elección que hacemos sobre nuestra salud se reduce a la forma en que manejamos nuestro dinero y nuestro tiempo. Hay algunas cosas en este mundo que no podemos controlar. Podemos dejar que ese tipo de cosas se vayan. Pero no podemos dejar ir esas cosas que están a nuestro alcance. No podemos permitirnos cambiar para peor porque es lo más fácil de hacer, o rendirnos antes de empezar o antes de haber formado nuevos hábitos reales y verdaderos para reemplazar los viejos.

En la mayoría de los casos, la clave para desarrollar nuevos hábitos es la paciencia y la persistencia. Tenemos que saber lo que queremos, mantener nuestros ojos en el premio, y solo ir a por él sin disculpas y sin vuelta atrás. ¿Y qué pasa si sus amigos u otros miembros de la familia no quieren seguir paleo con usted? ¿A quién le importa si otras personas que están a su alrededor toman las mismas malas decisiones que acaba de sacudirse de encima? Eso no le da permiso para darle la espalda a su objetivo.

Esas personas están tomando sus decisiones, lo que es perfectamente correcto para ellos. Sin embargo, usted se ha fijado una meta que sabe que mejorará su vida y no puede dejarse influenciar por la presión de los compañeros o permitirte volver a un vicio y decir que es porque todos los demás lo tienen. Tenga un poco de respeto por usted mismo y hágase responsable de las decisiones que tome.

Si quiere comer sano, alimentos limpios y disfrutar del estilo de vida paleo, puede hacerlo solo o con el apoyo de los que lo rodean. En cualquier caso, tiene que hacerlo por las razones correctas. Haga las cosas por sí mismo. Para su propia mejora. Si solo lo hace para perder peso, para impresionar a los demás o para seguir la corriente, es muy probable que no sea un estilo de vida que mantenga. Será solo otra fase fugaz en su vida y puede que más tarde le recuerden que lo intentó una vez, pero no lo logró. Recordar las cosas que no hizo lo mejor podía puede ser algo estresante. Podemos sentirnos avergonzados cuando nos lo recuerdan. Nos sentimos culpables por no tratar nuestros cuerpos tan bien como sabemos que deberíamos haberlo hecho. Y esos sentimientos pueden llevarnos a un pozo de autocompasión o depresión que a veces nos lleva a tomar decisiones aún peores.

¡Evite eso! Trabaje en la toma de decisiones para su salud y apéguese a ellas. Si no lo hace, se sentirá estresado porque deberíamos ser capaces de estar orgullosos y decir que hicimos lo mejor. Deberíamos sentirnos orgullosos de saber que, incluso cuando nos encontramos con un obstáculo o tuvimos una tentación y nos desviamos, logramos levantarnos y seguir en la dirección correcta porque las decisiones que tomamos son importantes y nosotros también lo somos. Merecemos vivir con buena salud, comer buenos alimentos que nutran nuestro cuerpo y estar orgullosos de nosotros mismos por mantener las elecciones que hacemos.

Aunque es más fácil decirlo que hacerlo, ¿verdad? Los hábitos son difíciles. Son neurológicos. Son psicológicos. Si tenemos obstáculos que nos impiden preocuparnos por nosotros mismos, nuestras elecciones y el impacto que tenemos en el mundo que nos rodea, entonces esos obstáculos aparecerán y descarrilarán sus esfuerzos por desarrollar un estilo de vida más saludable. Entonces, ¿cómo se evita ese tipo de obstáculos? ¿Qué podemos hacer para identificarlos y detenerlos en su camino?
En primer lugar, ayuda detenerse y pensar en las cosas que estamos haciendo para ayudarnos a nosotros mismos en vez de en las cosas que estamos haciendo para lastimarnos. Haga una lista si es necesario. Piense en todo cuidadosamente. ¿Descansa lo suficiente por la noche? ¿Bebe suficiente agua? ¿Hace ejercicio diariamente? ¿Hace ejercicio cardiovascular semanalmente? ¿Mantiene su vivienda en condiciones limpias e higiénicas? ¿Se centra en su salud mental y elimina las relaciones tóxicas para que no le perturben la vida y le hagan dudar de su propia valía?

Todas esas cosas son muy importantes para abordar si espera empezar a tomar mejores decisiones para usted mismo y seguir con ellas. Si está constantemente empantanado con la negatividad y no pone su mente, cuerpo y salud en primer lugar, el desarrollo de hábitos mejores va a ser muy, muy difícil.

Si es necesario, piense en por qué no está haciendo todo lo que quiere hacer. ¿Hubo alguien en su vida que le dijo que no debía preocuparse por usted mismo? ¿Siente que se merece una vida mejor? Si sospecha que puede haber un problema más profundo en lo que se refiere a su capacidad para hacer cambios en su vida que le afecten positivamente, entonces no se desespere. Hay varios recursos disponibles para aquellos que desean averiguar las razones por las que no quieren tomar las mejores decisiones personales o por qué no se sienten lo suficientemente bien.

Algunas de estas opciones incluyen ir a un orientador, hablar con un mentor personal de algún tipo, o simplemente hacer algunas meditaciones específicas que le ayudarán a guiarle hacia el problema y encontrar alguna solución. Entenderse a sí mismo es la mejor manera de empezar a hacer cambios que modifiquen la vida y que realmente duren. Hacerse responsable de esas elecciones es igual de importante. Si algo es importante para usted, no puede dejarlo pasar. Tiene que luchar por aferrarse a él y asegurarse de que se hace cargo de hacer de esa cosa importante una prioridad en su vida. Nadie lo hará por usted y, para ser sincero, la mayoría de la gente la hará más desafiante.

Todo el mundo tiene sus opiniones y necesidades y puede que incluso le exijan algo. Todas esas cosas pueden distraerle cuando se trata de intentar conseguir algo. Debe tener la confianza de saber que las elecciones que hace son lo suficientemente importantes como para seguir adelante, sin importar quiénes puedan discrepar o juzgarlo, o simplemente vivir con sus hábitos sin entender cuán tentadores pueden ser esos vicios.

El desarrollo de nuevos hábitos puede llevar entre una semana y un mes, dependiendo de la firmeza con la que mantenga la nueva rutina y de la frecuencia con la que la pueda practicarlos. La mejor manera de empezar a implementar un nuevo hábito es hacerlo su prioridad y seguir con él todos los días aproximadamente a la misma hora.

Las rutinas son algo que los humanos buscan; este tipo de comportamientos rituales son fáciles para nosotros porque estamos programados para buscar el orden para nuestra supervivencia. Si es capaz de planificar sus comidas y comer aproximadamente a la misma hora todos los días, le será mucho más fácil para mantener este hábito.

Si empezar con la dieta paleo es algo completamente nuevo para usted, es mejor no lanzarse directamente a él. Debería empezar a cambiar un hábito a la vez. Por ejemplo, si es completamente adicto/a a los azúcares refinados, intente dejarlos primero y sentirte cómodo/a con el pequeño cambio antes de someterse al más grande. De esa manera se sentirá más cómodo/a durante la transición y no perderá su resolución. ¡Es importante mantenerse en el camino!

Por eso, si termina fallando y perdiendo un día o comiendo algo que sabe que no debe, tiene que corregirse lo antes posible. De lo contrario, puedes fácilmente volver a caer en el mal hábito en lugar de fortalecer el nuevo que está tratando de crear. No empiece a sentir lástima por usted mismo o a enfadarse o molestarse por ello. Acepta que sucedió, que es humano y que puede hacerlo mejor. ¡Entonces, hágalo mejor! No es imposible, es cuestión de tomar una decisión y seguir con ella sin importar lo que pase.

Lo más importante de crear un hábito es recordar que lleva tiempo. No piense en lo difícil que puede ser pasar un largo tiempo luchando por no comer cosas que sabe que no debería. Piense en los días que ha tenido éxito y concéntrese en un día a la vez. Esa es la manera más efectiva de lograr su objetivo. No intente hacerlo todo de una vez o quedarse atrapado en el panorama general. Solo piense en las pequeñas decisiones que tiene que tomar día a día y haga un esfuerzo consciente en tomar las son correctas.

# Capítulo 4
# La importancia de la rendición de cuentas y cómo hacerlo cuando sigue la dieta paleo

Como se mencionó en el capítulo anterior, crear nuevos hábitos puede ser duro, pero siempre es posible. Sin embargo, puede ser difícil, y muchas veces necesitamos un sistema que nos ayude a mantenernos en el camino. Adquirir un hábito es una cosa, mantenerlo es otra muy distinta. Para asegurarse de no se descarrila cuando se trata de desarrollar un estilo de vida paleo, va a tener que andar con mucho cuidado para no volver a seguir la corriente en esos días en los que podría deslizarse y decir, "¡Qué daño me va a hacer una vez, la he estado siguiendo tan bien!" Claro que un solo desliz puede ser tolerable y, con moderación, cualquier elección de estilo de vida poco saludable que lleve puede ser menos perjudicial que si estuviera haciendo esas malas elecciones todo el tiempo, pero no adquiera el hábito de excusarse por hacer cosas que sabe, en el fondo de tu corazón, que van en contra de un objetivo o estilo de vida muy específico que tiene en mente para usted.

Si se dice a si mismo que está bien permitirse un capricho una vez, puede que quiera permitírselo de nuevo más tarde y pronto perderá el autocontrol y la disciplina que había conseguido adquirir. Es un terreno resbaladizo cuando se trata de mantenerse fiel a un nuevo estilo de vida y, si no está dispuesto a trabajar, nunca obtendrá los resultados que desea.

Sin embargo, si está dispuesto a rendir cuentas, ya sea escribiendo un diario sobre su incursión en la dieta paleo o trazando gráficos que detallen sus errores y sus historias de éxito, está mucho más cerca de hacer algo tan fácil que lo hace sin siquiera echar de menos la forma en que vivió alguna vez. Los días en los que se permita hacer cosas que son malas para usted los va a sentir casi como una pesadilla. Es como si alguien que ha dejado de fumar y no ha tocado un cigarrillo en unos diez años dijera que a veces parece que fue hace toda una vida y que no puede creer que lo haya puesto en primer lugar. Lo mismo ocurre con la dieta paleo. Si algún día mira hacia atrás hacia las malas decisiones que tomó para su salud y se sentirá horrorizado y perplejo de lo que había estado pensando todo ese tiempo.

El diario puede ser una excelente herramienta. Si está escribiendo sus victorias y las cosas con las que ha tenido dificultades, más adelante puede hacer un plan para hacer frente a esas dificultades. Escribir sobre su viaje puede ayudarle a entender qué cosas pueden hacer que se le antoje cierta comida que sabe que es mala. De esa manera, puede evitar los eventos desencadenantes y concentrarse en asegurarse de permanecer en situaciones que le permitan tomar las decisiones más saludables posibles para usted.

Por ejemplo, si desea algún alimento procesado, puede intentar el viejo truco y cambiar; piense en lo que desea y equipárelo a una alternativa más saludable. Tal vez, en lugar de comer una hamburguesa con queso en su restaurante de comida rápida favorito, podría probar una hamburguesa de carne más magra. Puede encontrar fácilmente alternativas al pan o crear envoltorios de lechuga. Apenas echará de menos el pan.

Hay alternativas al pan de todas las formas y tamaños. Las semillas de lino pueden ser asombrosa alternativas al pan. También hay otras opciones sin gluten que pueden funcionar para usted. Solo asegúrese de tomarse el trabajo de leer las etiquetas de los alimentos que consume antes de comerlos, para que no termine cometiendo un error que pueda causar confusión en su cuerpo.

Una buena alternativa a llevar un diario sobre la dieta es hablar con amigos y familiares sobre ella, también puede ser beneficioso que los compañeros/as de trabajo se mantengan al tanto. Debe informarle a cualquier persona en su vida que quiera invitarle a salir para ir a lugares donde le será difícil encontrar una comida saludable que su estilo de vida ha cambiado. De esta manera, si le ven buscando algo que sabe que no debería tener en una dieta paleo, tendrán la oportunidad de preguntarle si eso es algo que se supone que usted debe tomar y cuáles serán sus planes con respecto a su dieta en el futuro.

Si no basta con escribir y hablar con su comunidad para intentar crear un grupo de apoyo, siempre existe la opción de hacer pequeños gráficos o listas de control para mantenerse a raya. Estas se pueden colocar fácilmente en la puerta de su nevera de modo que sepa que cada día está trabajando lo mejor que puede para alcanzar sus objetivos.

Por ejemplo, puede tener un renglón que diga "Carne Paleo" o "Verduras Paleo" o "Frutas Paleo" con una casilla al lado para marcar tal vez con sí o un no.

Si selecciona la casilla para "no", tal vez pueda agregar unas líneas que digan "¿Por qué?" u otra línea que le anime a hacerlo mejor mañana.

Es importante no castigarse demasiado severamente por haber cometido un desliz, porque puede ser muy fácil desanimarse para no volver a intentarlo. No quisiera traumatizarse antes de haber tenido la oportunidad de tener éxito. Muchos de nosotros terminamos con una mentalidad poco saludable que nos dice que no somos capaces de lograr las cosas que nos proponemos y, la primera vez que cometemos un error, parece que se confirma esta tonta sospecha en nuestras mentes y nos sentimos tristes y deprimidos por ello; llegando a parecer que seguimos verificando esa información negativa con más y más deslices. Pero si nos perdonamos y seguimos adelante, enderezando rápidamente nuestros caminos y volviendo a donde empezamos para poder seguir en la dirección correcta, entonces antes de que nos demos cuenta, estaremos viviendo un auténtico estilo de vida paleo y no hay razón para no hacerlo. Está al alcance de nuestra mano, incluso cuando nuestras mentes están en contra nuestra y nos dicen que no tenemos control. Tenemos que demostrar que no es así, especialmente a nosotros mismos.

Una vez que nos demos cuenta de cuánto poder tenemos, entonces veremos realmente el poder de la responsabilidad. Si no estamos siempre poniéndonos excusas a nosotros mismos y, en su lugar, centramos nuestra atención en las formas en que podemos mejorar y hacer las cosas de mejor manera, entonces dejaremos de vivir el tipo de vida impotente que nos lleva en última instancia a decaer y a sentirnos miserables todo el tiempo y comenzaremos a tomar las decisiones que nos permiten sentirnos poderosos y con confianza, sabiendo al mismo tiempo que somos capaces de lograr los objetivos que nos proponemos. Y no hay nada más gratificante que eso.

# Capítulo 5
# Consejos y Trucos para Seguir la Dieta Paleo

Hay muchas cosas que pueden ayudarle a que la dieta paleo sea más exitosa que con el simple consejo de eliminar ciertos alimentos y esperar lo mejor. Por ejemplo, ¿sabía que los huevos son aliados de la dieta paleo? ¿Y que, si puede comer el huevo entero, tendrá una buena dosis de proteínas? No hay nada terriblemente malo con las claras o las yemas de huevo. Y ambos son alimentos que nuestros antepasados habían comido durante el Paleolítico.

Como la mayoría de las cosas en la vida, seguir la dieta paleo es más fácil si lo hace con alguien. Si tiene un cónyuge, pareja o amigo/a que esté dispuesto a cambiar su estilo de vida con usted y trabajar en la invención de nuevas e interesantes comidas que sean a la vez divertidas y sostenibles, entonces más poder para usted. Puede hacer que sea mucho más fácil tener un/una compañero/a mientras se experimenta este importante cambio de estilo de vida, así que, si quiere intentarlo y reclutar a alguien más para que lo intenten juntos, ¡adelante! Mejor aún, tal vez le compren una copia de este libro como un recurso para ayudar a ambos a mantenerse en la misma línea, por así decirlo.

Ahora bien, trate de tener en cuenta que puede existir algo así como demasiado zumo de fruta, ya que al hacer zumo de frutas se saca la fibra de la fruta, así que lo que termina obteniendo la mayoría de las veces es un montón de azúcar natural en un solo alimento. Aunque sigue siendo delicioso y tiene algunas vitaminas a su favor, hacer zumo puede ser un asunto delicado, así que puede ser mejor buscar formas de hacerlo de forma natural si se le antoja algo más que agua o té. Simplemente dejar algo de pulpa en el zumo puede hacer maravillas. Así que, inténtelo. Está bien comer fruta en esta dieta, aunque contengan azúcares naturales. Solo trate de no pasarse de la raya y estará bien. Pueden ser una gran manera de dejar de comer alimentos procesados y bocadillos que, en última instancia, son muy poco saludables y le dejan una sensación de arrepentimiento en lugar de sentirse saciado.

Además, en lugar de centrarse en las cosas que desearía tener y que realmente quiere, es una buena idea encontrar reemplazos para las cosas que deseas, en lugar de tratar de usar mucho autocontrol para evitar que caiga en tentaciones. Hay muy buenas maneras de reemplazar las cosas, como en el párrafo anterior se mencionó la sustitución de los postres azucarados por los de frutas naturales.

Algunas personas son muy estrictas con sus dietas paleo y comen cosas de la manera que creen que los cavernícolas podrían haberlas comido. Esto puede ser muy limitante de la creatividad en la cocina. Trata de no dejarse encerrar en una jaula como esa; puede divertirse mucho en la cocina con las opciones que tiene a su disposición. Piense que, si el hombre del Paleolítico tuviera acceso a las cosas que tenemos hoy, usando los mismos ingredientes habría sido capaz de inventar algunas comidas muy deliciosas. De hecho, probablemente tuvo hasta cierto punto creatividad en la cocina. Es prácticamente un mecanismo de supervivencia el ser capaz de hacerlo.

Hablando de las cosas que nuestros antepasados pudieron haber comido, es poco probable que los alimentos que comieran tuvieran pesticidas o que fueran cultivados y nutridos con alimentos que tuvieran hormonas de crecimiento. Haga lo mejor que pueda para tratar de eliminar los ingredientes que contienen químicos innecesarios. Si se puede permitir comprar alimentos orgánicos, hágalo. Es algo obvio que comer sano para evitar los ingredientes que se han demostrado que contribuyen al cáncer. En última instancia, no queremos sufrir en la vejez por algo que podría evitarse fácilmente. ¿No es ese el propósito principal de estar saludable? Volverse orgánico puede ayudar a reducir las sustancias químicas que ponemos en nuestros cuerpos, que pueden causar problemas más adelante en la vida, así que es una buena idea considerarlo.

Las ollas de barro u ollas eléctricas de cocción lenta pueden ser una inversión increíble para cualquiera que esté considerando un estilo de vida paleo. Hacen que poner carne y verduras juntas para obtener un plato sabroso y delicioso sea algo sencillo. Son fáciles de usar, son asequibles, ¡y se logra algo delicioso! Además, durante los meses de verano, una olla de cocción lenta puede ayudarle a evitar calentar innecesariamente la casa si está cocinando su comida de esa manera en lugar de hornearla o freírla.

Otra buena idea si va a seguir la dieta paleo es invertir en sopas. Las sopas son fáciles, duran mucho tiempo y puede congelarlas y descongelarlas más tarde. Los guisos funcionan de la misma manera y pueden ser un gran recurso en momentos de agotamiento. Si llega tarde a casa y se encuentra tentada a comer algo rápido y ya listo, puede evitar los restaurantes de comida rápida y recordar que tiene un guiso o una sopa que puede descongelar y simplemente calentar. ¡Una comida instantánea! Es genial tener eso para recurrir para no terminar complaciéndose con cosas que sabe que en realidad no quiere comer. Puede tratar a su cuerpo de forma decente y seguir teniendo la misma comodidad. En realidad, ¡puede ser más conveniente porque ahorra dinero en los costos de la comida!

Hablando de cocina, puede que le resulte beneficioso planificar sus comidas y cocinarlas a la vez durante la semana o el fin de semana para que no tenga que luchar más tarde con el tiempo y se vea tentada a coger algo inconveniente. Aunque puede ser problemático cocinar cada comida todos los días, eso puede remediarse fácilmente cocinando de antemano. Incluso puede congelar sus comidas y calentarlas para que duren más. Igual que las comidas preparadas en el microondas, pero sin la sal y otros conservantes y aditivos poco saludables. Hay muchas maneras de hacer que cocinar para usted sea fácil y conveniente. Todo lo que tiene que hacer es encontrar el tiempo para hacerlo y se hará.

Algo a lo que podría oponerse, pero que podría beneficiarle a largo plazo, es tratar de comer tanta carne como pueda sin que llegue a enfermarse. Lo que esto significa es darles una oportunidad a los órganos de animales. No quiere encontrarse objetando algunas de las partes más sanas del animal y desperdiciándolas. ¡Nuestros ancestros ciertamente no habrían hecho eso! La carne de órganos puede tener muchos beneficios para la salud e incluso puede ser algo que puede adaptarse sus gustos. ¡Nunca lo va a saber hasta que las pruebe! No olvide mantenerse hidratado durante ese tiempo. Beber agua es increíblemente importante. Ayuda a los músculos y a células y mantiene el cuerpo funcionando lo más fluidamente posible. Beba especialmente si hace mucho ejercicio o si hace calor y se encuentras sudando por cualquier razón. Es importante asegurarse de que está manteniendo todas las partes del cuerpo, no solo lo que atañe a la comida. El hombre paleolítico se habría asegurado de hacer tanto ejercicio y beber tanta agua como fuera posible. Su estilo de vida lo exigía. No había excepciones. Y no había desperdicios. Es un buen tipo de estilo de vida para emular.

Una cosa que puede terminar siendo muy difícil es que para seguir la dieta paleo, puede ser importante leer las etiquetas de los alimentos para no consumir accidentalmente cosas que no quiere consumir. Hay todo tipo de ingredientes que los fabricantes pueden colar en sus productos. Si cree que existe algo que es únicamente pollo, puede que no sea solo pollo. ¿Quién sabe qué más le han añadido? A menudo, los alimentos se salan y se les agregan otros conservantes para prolongar su vida útil. Por eso también puede ser una buena idea hacerse amigo de los granjeros locales que crían sus animales con dietas muy específicas y saludables y los venden frescos a sus clientes. Es mejor consumir animales que han tenido una dieta saludable, porque todo lo que comieron se convierte en parte de ellos y luego en parte de nosotros. No querrá consumir hormonas por delegación. Ya se han relacionado con muchas terribles afecciones y no se debe jugar con ellas. Otro proyecto gratificante del que podría disfrutar es cultivar su propio huerto. Puede ahorrar un montón de dinero, tener frutas y verduras frescas a su disposición sin tener que preocuparse por lo que han rociado en los alimentos que está comiendo o cómo los han manipulado antes de que le lleguen. Asegúrese de leer acerca de las prácticas más seguras de cultivar un huerto para atender a todas las posibles necesidades que pueda tener. Pueden ser un poco delicados, pero en general ¡son extremadamente satisfactorios y pueden dar muy buen rendimiento! Incluso puede hacer un huerto en la ciudad si es lo suficientemente creativo/a. Hay muchos recursos que pueden ayudarle a aprender a hacerlo.

Una de las cosas más importantes que hay que recordar es que siempre hay que tener los ojos puestos en el premio. Piense en qué es lo que le ha inspirado a hacer una dieta paleo y tenga siempre esa razón cerca de su mente. Si fuera necesario, escríbalo en algún lugar donde pueda verlo todo el tiempo. Haga todo lo que pueda para visualizar su objetivo y recuerde por qué es importante que continúe dando los pasos necesarios para lograrlo. Todo lo que haga acabará afectándolo. Las decisiones que tome son cosas que tiene que abordar. Tal vez no ahora, pero sí en el futuro. Y si está tomando malas decisiones por conveniencia ahora, las comodidades podrían desaparecer más tarde como resultado de esas decisiones. Y eso es solo una simple y desafortunada ley de la vida.

Sin embargo, todo acaba teniendo un equilibrio y mientras siga trabajando para alcanzar sus objetivos y se responsabilice si se encuentra con un desliz, todo volverá a la normalidad. No tiene que castigarse por un día en que se hizo trampa. Solo recuerde que es una licencia y que no es algo a lo que tenga que acostumbrarse. Acuérdese de que tiene un plan mejor para su próxima comida y que es el plan que le ayudará a alcanzar sus objetivos indefinidamente. Recuerde por qué sigue la dieta paleo, ¡y no vuelva para atrás nunca más!

# Capítulo 6
# El Ejercicio y el Estilo de Vida Paleo

Lo único que sabemos más allá de la sombra de la duda es que nuestros antepasados del Paleolítico eran activos. No tenían más remedio que mover sus cuerpos y desarrollar sus músculos mientras hacían lo mejor para sobrevivir en condiciones difíciles y asegurarse de que lo que más les importaba es que fueran capaces de comer y prosperar. Sin esa dedicación, ninguno de nosotros estaría donde estamos hoy. Nuestra especie se habría extinguido.

Afortunadamente, nuestros antepasados tenían la voluntad de moverse. Tenían un impulso para sobrevivir. Y ese impulso es parte de nosotros incluso hoy. Lo que tenemos que hacer es aprender a canalizarlo de nuevas maneras. Ya no andamos por los bosques cazando y recolectando como un mecanismo de supervivencia necesario. Vamos al supermercado. Navegamos por selvas de hormigón. Si nos place vamos al gimnasio. Pero no corremos detrás de animales para cazarlos y alimentar a nuestras familias. La mayoría de las veces no nos movemos de la forma en que tenían que hacerlo nuestros antepasados. Y eso puede ser un verdadero problema para nuestros cuerpos.

El estilo de vida paleo va más allá de una simple dieta. Tenemos que asegurarnos de que estamos utilizando nuestros cuerpos. Tomando decisiones conscientes para no quedarnos acostados e hibernar o ver la televisión todo el día. Si no estamos tratando de ser activos, entonces la dieta paleo probablemente no tenga efectos muy profundos en nuestra salud. Si tiene una idea específica de lo que significa para tu cuerpo seguir la dieta paleo, solo tenga en cuenta que, mientras que comer mejor puede ayudarle a perder peso, no va a hacer nada para tonificar sus músculos. Solo el ejercicio puede hacerlo.

Hay muchos tipos de ejercicios en los que nuestros antepasados del Paleolítico podrían haber participado. Se puede afirmar que se habrían dedicado en gran parte a correr, levantar, cargar, ponerse de cuclillas y escalar. Todos esos son movimientos naturales en una situación de supervivencia. Incluso es posible que también hubieran practicado natación. Imagínese cuánto tiempo podría haberles llevado caminar y seguir a una manada a un nuevo lugar. Nuestros cuerpos están hechos para el movimiento y, si no los utilizamos para ese propósito, puede ser tremendamente difícil mantenerse en forma y llevar un estilo de vida tan saludable como sea posible.
Afortunadamente, hay cosas fáciles que puede hacer para mantenerte en forma. Por ejemplo, dar un paseo todos los días. Hacer algunos estiramientos. Dedicar 20 minutos a hacer ejercicios cardiovasculares con cierta regularidad. La parte más difícil de tener una rutina de ejercicios es comenzar y mantenerla, ¡pero puede utilizar los consejos que se dan en los capítulos sobre la adquisición de hábitos para ayudarle a comenzar a ponerse en camino! No hay nada que le impida dar los pasos necesarios para empezar a construir una vida mejor. ¡Todo lo que tiene que hacer es que le importe lo suficiente como para tomar el compromiso y seguir adelante!

# Capítulo 7
# Planificación de las Comidas

La planificación de las comidas es una de las cosas más importantes que puede hacer, tanto para que su dieta tenga éxito como para su presupuesto. Esto se debe a que tener un plan con el que trabajar puede ayudarle de muchas maneras. En lugar de sentirse nervioso/a y confundido/a sobre lo que debe preparar para la cena porque todavía no tiene nada pensado, puede mirar directamente a su plan de comidas, buscar los ingredientes, preparar las comidas y dividirlas en porciones. Esto puede ayudarle a mantenerse en el camino sin distraerse con soluciones fáciles y rápidas que, en última instancia, son muy poco saludables.

A algunas personas les resulta difícil planificar sus comidas. Les gusta ser espontáneas y sus apetitos pueden cambiar, por lo que pueden ser reacias a tomarse el tiempo de sentarse y trabajar realmente en los tipos de alimentos que quieren poner en su plan de comidas. Pero un plan de comidas no está destinado a limitar su libertad. De hecho, si lo usa bien, se supone que le ayudará a hacerlo aun mejor y le dará más opciones, a la vez que le ahorrará tiempo y dinero. Si está ahorrando dinero, tiene muchas más formas de ser creativo/a, ¿no le parece? Para que la planificación de las comidas sea una experiencia fácil y divertida, recuerde que no tiene que limitarse. Piense en los alimentos que realmente le gusta comer e inclúyalos en su plan de comidas. De esta manera, no se sentirá sobrecargado/a con la necesidad de probar una nueva comida o receta todos los días. Esa puede ser una perspectiva abrumadora. ¡Es demasiado trabajo! Pero si se asegura de que solo piensa en cosas con las que realmente se siente cómodo/a y que son familiares y confiables, entonces téngalas en cuenta cuando planea las comidas.

De todos modos, puede consultar fácilmente libros de cocina y otros recursos para obtener recetas si está experimentando y quiere probar algo nuevo. Tal vez pueda reservar un día a la semana para experimentar con una nueva comida. Puede ser un día en el que haya planeado tener sobras de la noche anterior para que, si no le acaba gustando lo que preparó, tenga algo a que recurrir. Aunque una buena regla general, especialmente para el Paleolítico, era no desperdiciar comida.
Una cosa buena que debe hacer antes de planear sus comidas para la semana es ver qué ingredientes ya tiene para que nada de lo que ha comprado se desperdicie. Debe asegurarse de que su nueva dieta le anime a vivir un estilo de vida sin desperdicios. Una gran estrategia es ser cuidadoso/a con lo que usa y cuando lo usa. No deje que las frutas y verduras frescas se echen a perder. Fíjese en la vida útil de sus frutas y verduras, vea cuales son las que tienen más probabilidades de caducar primero y úselas mientras están frescas. ¡Haga que esos alimentos sean su prioridad!

Además, cuando planifique la comida no tenga miedo de usar las sobras. De hecho, ser creativo/a para usarlas puede ayudarle a ahorrar dinero y hacer tus comidas de la semana mucho más divertidas. Si hace una guarnición que se puede utilizar de varias maneras, como una guarnición para un día y como un relleno para otro, de este modo se está asegurando de que tu comida dure más y es menos probable que desperdicie nada de lo que compre. Esta práctica también puede ayudarle a empezar a trabajar en el control de las porciones para que no coma alimentos en exceso solo porque sabe que son más saludables que otros tipos de alimentos.

Un último consejo sobre la planificación de las comidas es saber que habrá un momento en que no tenga gana de cocinar. Planee con anticipación para cuando llegue. Tal vez pueda preparar una sopa o un guiso y tenerlo en el congelador esperando para un momento como ese. O tal vez puede hacer una ración doble de alguna comida al principio de la semana para saber que la tendrá más tarde cuando se sientas agotada y simplemente no quiera cocinar.

Por supuesto, durante días como ese, todavía puede echar todos ingredientes en una olla de cocción lenta y dejar que la comida se haga sola. Esa es otra buena alternativa para esos días en que cocinar no suena atractivo. En cualquier caso, asegúrese de ser realista cuando haga su plan de comidas para poder seguirlo y sentirte bien por hacerlo. No haga de más porque tiene grandes objetivos. Trabaje de acuerdo con el punto en el que se encuentra y poco a poco auméntelo para llegar más allá. ¡Y hágalo de manera realista! De lo contrario, puede terminar estresado/a y sintiéndose un fracaso cuando simplemente está abrumado/a y necesite tomarse las cosas un poco más despacio.

Todo esto es importante, pero no vale la pena que se castigue si toma una decisión de la que después se arrepiente. En cambio, ¡trabaje duro para no tomar esa decisión la próxima vez! De esa manera, empezará cada comida con una pizarra limpia, llena de oportunidades para que tome las decisiones más saludables posibles.

# Capítulo 8
## Algunas recetas para empezar

## Receta para el desayuno: Burritos Paleo para el desayuno

**Ingredientes**

2 tortillas paleo

2 huevos

1 pimiento rojo

1/2 cebolla amarilla

Pimienta al gusto

**Instrucciones**

Corta el pimiento rojo y la cebolla amarilla en dados. Usa su método preferido para calentar las tortillas paleo. Puede calentarlas en el microondas o durante unos segundos de cada lado en una sartén calentada a fuego medio-bajo. Voltéalas con frecuencia hasta que alcance el calor deseado.

En una sartén de tamaño mediana, caliente el aerosol para cocinar a fuego medio. Cueza los pimientos y la cebolla amarilla hasta que la cebolla esté translúcida y el pimiento blando. Rompa los huevos en la sartén y bátalos hasta que estén revueltos y completamente cocidos, unos 4 minutos. Salpimiente a gusto, luego échalos en la tortilla y sírvalos calientes.

# Receta par el almuerzo: Rollitos de lechuga y pavo paleo

**Ingredientes**

8 piezas de carne de pavo de la charcutería

2 grandes trozos de lechuga para el envoltorio

Sal y pimienta a gusto

1 aguacate en rodajas

1 tomate, cortado en cubos o en rodajas (lo que prefiera)

Mayonesa a gusto

Hojas de albahaca fresca al gusto


**Instrucciones**

Estire las hojas de lechuga tan ampliamente como pueda.
Esparza la mayonesa y las ramitas de albahaca sobre la lechuga.
Luego, agregue el aguacate. Esparza el tomate, luego coloque
las rebanadas de fiambre sobre la lechuga y enróllalas. Sirva
inmediatamente y disfrútelas en frío.


# Receta para la cena: Receta de Pollo Paleo a Cocción Lenta

**Ingredientes**

2 pechugas de pollo deshuesadas y sin piel

3 tazas de caldo de verduras

**Instrucciones**

Sazona el pollo con los condimentos que prefiera. En esta receta, basta simplemente con pimienta. Luego, coloque las pechugas de pollo y el caldo de verduras en la olla de cocción lenta para que la pechuga de pollo quede cubierta por el caldo. Puede ajustar según sea necesario. Ponga la olla de cocción lenta al fuego y deje que se cocine hasta el final a fuego alto. Debería llevar aproximadamente dos horas y media, dependiendo de la olla de cocción lenta.

## Receta para el postre: Increíble batido de mantequilla de cacahuetes y plátano con plumillas de cacao

**Ingredientes**

2 plátanos congelados

2 cucharadas de mantequilla de cacahuete cruda

2 tazas de leche de almendra

1 cucharada de plumillas de cacao

**Instrucciones**

Primero, mezcle los plátanos congelados en la licuadora a la velocidad máxima. También se puede usar un procesador de alimentos, pero hay que pasarlo a la licuadora una vez terminado. Añada la leche de almendras, luego la mantequilla de cacahuete cruda y los trozos de cacao. Mezcle 30 segundos más hasta que el batido tenga la textura deseada. También puede añadir cubitos de hielo si prefiere una consistencia más espesa, pero estos no deben echarse en un procesador de alimentos para nada. Cuando el batido tenga la consistencia deseada, páselo a un vaso y sírvalo inmediatamente.

# Capítulo 9
# Vida Paleo - Hoja de trucos

Hay una diferencia entre hacer una dieta Paleo y llevar una vida Paleo. Esta página de trucos le ayudará a repasar las cosas básicas de vivir un estilo de vida Paleo para que no le encuentre atascado en los entresijos de vivir como lo hicieron nuestros antepasados paleolíticos.

## ¿Por qué la dieta paleo?

La alimentación sana ayuda al cerebro y al cuerpo y puede prevenir enfermedades.
Nuestros cuerpos fueron diseñados para prosperar con esta dieta.
Simplificar las comidas puede ahorrar tiempo y dinero.
¡Más energía significa más cosas logradas!

## ¿Qué es la dieta paleo y cómo funciona?

Concéntrese en comer carnes magras, vegetales, frutas, nueces, semillas y aceites hechos de frutos secos o semillas.
No coma alimentos procesados, comida basura, comida rápida, sal, azúcares refinados, cereales, lácteos o lentejas.
Eliminar los alimentos de la dieta SAD TRISTE permite al cuerpo funcionar a su máximo potencial, mientras que los fitoquímicos de las plantas ayudarán a nuestras células y mentes a prosperar.

## La importancia de desarrollar hábitos saludables y cómo hacerlo

Los hábitos saludables son importantes.
No se castigue por haber cometido un desliz, vuelva a la carga lo antes posible.
Manténgase persistente.
Mantenga la vista en el premio.
Empiece con algo pequeño, no se agobie.
Un paso a la vez.
Tome decisiones a favor de su salud y manténgalas.

## La importancia de la rendición de cuentas y cómo hacerlo

Hágase responsable de sus elecciones.
Lleve un registro de sus éxitos y sus reveses y anímese a seguir intentándolo.
Perdónese por desviarse y admita que lo ha pasado mal, pero recuerde siempre que tiene un objetivo mayor en mente y sígalo hasta el final.
Cuéntele a sus amigos, familia y compañeros de trabajo sobre sus metas.
Lleve un diario o gráfico de cada jornada.

## Consejos y trucos para seguir la dieta paleo

Prepare las comidas.
Cocine la comida en gran cantidad.
No se pase con el zumo.
Vete a lo orgánico si es posible.
Cocina con una olla de cocción lenta y haga guisos y sopas.
Sea creativa, aunque eso signifique comer carne de órganos.
Beba mucha agua.

Manténgase activa/o.
Empiece un huerto.

## Una todo esto con ejercicio

Piense en el ejercicio como una parte necesaria de la vida.
¿Qué hacían nuestros antepasados del Paleolítico durante todo
el día?
Camine o corra.
Escale.
Nade.
Cualquier actividad física es positiva siempre y cuando sea
buena para su cuerpo específicamente. Si es necesario,
consulte con tu médico.

## Planificación de la comida

No se limite.
Coma alimentos con los que se sienta cómodo/a y
acostumbrado/a.
Introduzca nuevas recetas gradualmente para no agobiarse.
Utilice los ingredientes que ya tiene a tu disposición. Utilice las
sobras.
Cocine a fuego lento y haga comida en grandes cantidades.
Cuente con tener un día de descanso.

# Conclusión

Mucha gente encuentra que la idea de cambiar su estilo de vida una tarea desalentadora. Y la verdad sea dicha, realmente lo es. Se necesita mucho trabajo duro y dedicación para que funcione. Pero si está dispuesto a esforzarse y realmente seguir adelante con las elecciones que sabe que cambiarán su vida para mejor, ¡no habrá nadie que le detenga! Al principio, adoptar un estilo de vida Paleo puede parecer un desafío, pero la verdad es que puede empezar a parecer increíblemente fácil centrarse realmente en tomar las decisiones que sabemos con seguridad que nos ayudarán a llevar una vida mejor.

La dieta paleo es maravillosa y simple, y con ella puede terminar encontrando una nueva vida. Es increíblemente gratificante poder mirar una comida poco saludable que una vez nos mantuvo en sus garras y reconocer que era un vicio, uno que sinceramente ya no anhelamos.
Es natural caer en la tentación de vez en cuando. Puede ser difícil cambiar muchas cosas a la vez, por lo que es importante recordar que no nos estamos volviendo locos por el aspecto que tenemos. Lo hacemos para mejorar nuestras vidas, para ayudar a nuestros cuerpos a funcionar mejor y para mejorar nuestras mentes. Puede provocar un maravilloso cambio de actitud y las endorfinas que recibimos por hacer ejercicio y comer bien harán casi imposible que nos deprimamos. Y eso es muy importante.

Lo más importante para cambiar su estilo de vida es que tiene que recordar en perdonarse a sí mismo. Claro que sí, todos tomamos decisiones de las que nos arrepentimos. Todos hacemos cosas que desearíamos no haber hecho. A veces, todos nos tratamos a nosotros mismos y a nuestros cuerpos con menos respeto de lo que tratamos a los demás y puede ser muy triste darse cuenta. Pero no deje que la culpa y vergüenza le impidan alcanzar la vida que quiere. Se la merece, incluso si sigue diciéndose a usted mismo que no es cierto. Trabaje en los aspectos que identifica como problemáticos y entienda las formas que le impiden ir tras la vida que quiere. Una vez que se los aborde, ¡ya está listo para seguir!

Nuestras dietas son algo muy importante y personal. Son una gran parte de lo que somos y muchos de nosotros estamos increíblemente apegados a los alimentos que comemos. Desarrollamos relaciones con la comida, desarrollamos recuerdos en a la comida, y puede ser aterrador y triste comenzar a alejarse de los platos favoritos y de las cosas reconfortantes que nos hemos acostumbrado a compartir con los que amamos. Pero lo que hay que recordar es que no estamos renunciando a las cosas que amamos. Nos amamos a nosotros mismos lo suficiente como para tomar decisiones saludables y así poder vivir y amar más tiempo del que nos habíamos propuesto antes.

No solo eso, sino que se pueden hacer nuevos rituales en torno a su nueva dieta y sus nuevos platos favoritos. Puede compartirlos con su familia y amigos y saber que está haciendo lo necesario para permanecer con sus seres queridos el mayor tiempo posible.

Depende de usted determinar cuál debe ser su definición de éxito. Nunca deje que nadie más lo haga por usted. Seguir la dieta paleo le ayudará a tener confianza y a entenderse mejor que nunca. Tiene que enfrentarte a sí mismo y realmente superar cualquier pequeña cosa que pueda detenerle antes de que pueda llegar a la cima. Y si no está dispuesto a enfrentarte a sí mismo, entonces todo lo que puede esperar es tropezar con situaciones que no le depriman.

No sea esa persona que deja que la vida sea la que determine quién es usted. Tome el control en sus manos y cree la vida que quiere. Así es como debe ser. ¿Nuestros ancestros del Paleolítico esperaban que los animales vinieran a ellos? ¡De ninguna manera! Salían y encontraban el rebaño, luego seguían hasta tenían le todo lo que necesitaban.

Tomaron su liderazgo. Salieron y tomaron el control de sus vidas. Identificaron sus necesidades y, luego, sin importar cuán difícil parecía ser, salieron e hicieron lo que tenían que hacer para sobrevivir. Y gracias a ese impulso, el que nos transmitieron a todos y cada uno de nosotros, seguimos en la Tierra. Seguimos viviendo cada día. ¡Ahora haga que el recuerdo de ellos tengan el lugar que se merecen y viva esa vida al máximo mientras todavía pueda!

Seguir la dieta Paleo no arreglará todo lo que va mal en la vida, pero ciertamente le ayudará a estar mejor preparado/a para enfrentarse a lo que le espera. Comer sano y adelgazar no solo le ayudará a verse y sentirse bien, sino que también le asegurará que no importa lo que haga, está dando lo mejor de sí mismo. Y eso es algo de lo cual nosotros, y nuestros antepasados, podemos estar muy orgullosos. ¡Así que salga y delo todo! No hay razón para no ser mejor, empezando ahora.

# Capítulo Bonus
# Principios generales para tener un buen estilo de vida

En la siguiente sección se mencionan todos los principios y leyes naturales relacionadas a las prácticas generales para cuidar mejor de la salud. Estos principios generales de higiene, por sí solos podrían ser la ayudarte a encontrar las causas a muchas enfermedades contemporáneas e incluso, saber cómo evitar contraerlas. Este capítulo está escrito en un tono diferente, un poco extraño, sin embargo, está hecho así de forma intencional.

Por lo tanto, el propósito de este capítulo es hacer que seas consciente y te des cuenta de que tus hábitos juegan un papel muy importante en tu salud.

## Elegir los médicos adecuados:

Acude a médicos que trabajen respetando la normatividad y las reglas generales, que apliquen tratamientos de medicina alternativa cuando sea necesario, en armonía con la naturaleza y que realmente, te puedan ayudar a tratar tu enfermedad, sin importar cuál sea. Recuerda que estos profesionales saben cómo analizar los síntomas de las enfermedades, los mensajes que envían al cuerpo, para descubrir de qué enfermedad estás sufriendo.

Este tipo de médicos no intentan eliminar o reducir los dolores y los síntomas de las enfermedades con sustancias artificiales creadas por el hombre, sino que saben que la enfermedad y el dolor, son mensajes que el cuerpo envía con la intención de ayudarte a encontrar un orden y un equilibrio, para mantenerte sano, tanto física como mentalmente.

Son capaces de curarte averiguando, a través del diálogo, de la exploración de su cuerpo, y en ocasiones, con pruebas científicas como análisis de sangre o radiografías, las causas de los desequilibrios que hay en tu cuerpo, para que tú mismo/a puedas tratar tus enfermedades y desequilibrios, por medio de los consejos que ellos te dan.

Para calmar los dolores, utilizan principalmente plantas o herramientas con las que reequilibrar los órganos, tendones, nervios, músculos o huesos, trabajando en armonía con sus energías.

Aléjate de los médicos que intentan mitigar y reducir el dolor o los síntomas de las enfermedades, sin intentar curar la causa de las enfermedades; haciéndote consumir sustancias artificiales y drogas creadas por el hombre que puede no ser muy efectivas para lo que necesitas.

Estas sustancias te pueden envenenar, agravan las enfermedades e, incluso, pueden provocar otras nuevas. Además, que es posible que te lleven a una muerte prematura por sus efectos secundarios o componentes que pueden ser tóxicos para tu cuerpo.

Si tu cuerpo está sano, los microbios y bacterias no son tus enemigos, sino sus amigos. Estos organismos existen para limpiar su cuerpo y para reforzar tu sistema inmunológico. En tu cuerpo existen, de manera constante, alrededor de un kilo y medio de bacterias y microbios, que están en la sangre, los pulmones y el sistema digestivo, reforzando las defensas inmunitarias y mejorando su salud.

Un buen médico no intenta acabar con las bacterias y microbios del cuerpo con productos antibacterianos o antimicrobianas, sino mejorar el estado general del cuerpo para así ayudar a los microbios y bacterias existentes a realizar su trabajo de limpieza y defensa, evitándose las enfermedades. Los malos médicos hacen lo contrario.

Una pequeña comparación, sería como si intentaran, en vano, eliminar los mosquitos y microbios de los pantanos, cuando están ahí justo para mantenerlos limpios. En un pantano pueden ser algo molestos, pero basta con sanear y secar el terreno drenando el suelo para que los mosquitos y microbios desaparezcan por sí solos, así será en el momento en que el pantano también desaparezca, y el estado general del terreno haya mejorado.

Esto mismo es lo que ocurre en el cuerpo humano. Debes dejar que los microbios y bacterias que hagan su trabajo en tu cuerpo, y date a la tarea solo de sanearte respetando los principios y bases de un buen estilo de vida. Para que siempre te mantengas bien y con hábitos saludables, ten siempre en cuenta lo que acabas de leer, y no pienses que tiene que debes evitar ir a tu médico tradicional, puedes consultar a ambos.

La medicina ha evolucionado muchísimo a lo largo de los siglos. Existen muy buenos médicos y seguramente, en algún momento darás con ellos. Un buen médico podrá utilizar medicamentos derivados de investigaciones científicas cuando sea necesario, y utilizará los recursos de hospitales y laboratorios para conocer las causas de tus patologías y llegar a un diagnóstico con el objetivo de sanear tu cuerpo.

## Alimentación:

Durante miles de años, la naturaleza ha ido reforzando nuestro sistema inmunológico y la manera como está estructurada nuestra sangre. A día de hoy, no son los microbios los causantes de las enfermedades, sino los malos hábitos de vida.

Al adoptar hábitos saludables, limpiarás tu cuerpo, y mantendrás a los  microbios, virus o bacterias dañinos lejos de tu organismo.

Absténte de utilizar cualquier sustancia artificial para dar mayor sabor a la comida, y sustitúyela por las hierbas aromáticas o las especias naturales que nos proporcionan las plantas.

Aléjate de sustancias alimenticias artificiales. Se supone que conservan los alimentos, mejoran su textura o sus colores, o incluso modifican su sabor; pero lo que consiguen es dañar la armonía y el equilibrio en tu cuerpo.

No consumas tampoco alimentos industriales, prepara tu comida tú mismo. Los alimentos industriales están llenos de sustancias artificiales, además de estar alterados y carecer de los nutrientes y oligoelementos naturales.

Ya se ha comprobado que para mantener el equilibrio elíptico del cuerpo, no debes consumir drogas sintéticas creadas por el hombre, ni para curarte, ni para modificar los alimentos, excepto que las haya recetado un médico competente. Tampoco debes consumir ninguna droga que pueda alterar o modificar tu estado de consciencia.

No consumas sustancias como heroína (que proviene del opio) o cocaína (de la planta de coca); estas plantas sintetizadas o refinadas alteran, excitan o adormecen la percepción natural de sus sentidos.

En realidad, todas las drogas provienen de plantas que pueden utilizarse con sabiduría, en el arte de la medicina, o para "animarnos la vida".

Debes comprender que cada vez que perforas su piel, órganos como la lengua o los dientes para colgar o lucir algún arete o pircing, no estás respetando tu cuerpo.

Ocurre lo mismo cuando modificas la textura de tu piel o tus dientes al incorporar sustancias ajenas como tinta, mercurio o plomo, es decir, cuando te haces tatuajes o modificaciones de oro o algún metal en los dientes. Al perforar o modificar tu piel en particular y de tu cuerpo en general, sin que sea por prescripción médica, no estás respetando tu cuerpo.

No obstante, si ya te has tatuado o modificado alguna parte de tu cuerpo, si gustas, puedes quitártelas para intentar devolver la forma original a él.

No debes fumar y específicamente, ningún tipo de planta. El tabaco, el opio o el cannabis sirven para tratar contusiones y determinadas enfermedades.

Ninguna planta está hecha para ser fumada. Existen para solo para solucionar algunos inconvenientes de la vista y deben ser utilizadas en la alimentación, o, como ya hemos visto, con sabiduría en la medicina, o para decoración.

Debes limitar el consumo de té y café a un máximo de 3 tazas por día. Por encima de estas cantidades, las moléculas de teína y cafeína de estas bebidas calientes alteran la eficacia de tu sinapsis y disminuyen tu esperanza de vida poco a poco. Al mismo tiempo también afectan tu memoria, habilidades analíticas y de síntesis.

Por otro lado, no debes consumir en absoluto las bebidas frías industriales, que se conocen como gaseosas o refrescos. Las sustancias artificiales que llevan, como los edulcorantes, alteran la eficacia de las sinapsis, destruyen las neuronas y producen la degeneración de los órganos; provocando enfermedades como el Alzheimer y disminuyendo tu esperanza de vida.

La base alimenticia debe estar constituida por frutas variadas y oleaginosos, las frutas deben estar frescas, maduras y ser transportadas rápidamente desde el lugar de recolección hasta la casa. Debes consumirlas abundantemente cada día, a la hora del desayuno, o media hora antes de las comidas, o incluso entre horas, y puedes consumirlas peladas o lavadas, como lo prefieras.

Aliméntate con las frutas, seguramente podrás mejorar tu salud. Trata de sentir la vida que hay en cada fruta en tus papilas gustativas, en tu tubo digestivo, y siente cómo los alimentos van incorporándose en lo más profundo de tu cuerpo.

Para lograr esta armonía, cada vez que comas una fruta o una nuez, mastica lentamente, hasta que el alimento se convierta en zumo dentro de tu boca.

No dudes en masticar lentamente la fruta o los frutos secos que consumas entre comidas, como nueces, avellanas, o anacardos. Este tipo de alimentos se transforman en leche vegetal en su boca y le aportan a tu cuerpo oligoelementos muy importantes para el mantenimiento de una buena salud.

Haciendo esto comprobarás que, progresivamente, tendrás menos ganas de consumir grandes cantidades de alimentos cocidos durante largo tiempo.

A mediodía y por la noche consume tantas verduras variadas como quieras, intentando sobre todo comerlas crudas. No olvides pelarlas y lavarlas con abundante agua del grifo o embotellada.

Al pelar las verduras, incluyendo las que crecen en el suelo como las zanahorias o las patatas, así como los ajos, las cebollas o los champiñones, no tengas miedo de acabar con seres vivos microscópicos como bacterias o microbios, concebidos para protegerte  y para vivir en armonía con él mientras pela sus verduras.

Incluso, si mantienes un nivel de higiene alto, acuérdate de que, en tu cuerpo, tienes millones de individuos que contribuyen al equilibrio de tu piel, de tus órganos y del conjunto de tu sistema digestivo.

El arroz, el trigo y todos los cereales que se reproducen naturalmente son indispensables para tu alimentación, seguramente te ayudarán a mejorar tus hábitos alimenticios.

Este tipo de alimentos están perfectamente adaptados para el consumo humano, no obstante, algunos de estos han sido modificados genéticamente y puede que, actualmente, sean dañinos para el organismo. Las legumbres, como los frijoles o judías, los guisantes o las lentejas son necesarias diariamente, con moderación, complementando a otros alimentos, y contribuyen a la regeneración de las células, especialmente musculares y a la armonía en la sangre.

Debes consumir con moderación estos cereales y legumbres diariamente, mejor si lo haces a mediodía, en lugar de en la cena, ya que contienen elementos necesarios para la construcción y regeneración de las células, pero se tardan más en digerir que las frutas o las verduras.

Entre las comidas principales, consume de 8 a 10 frutos oleaginosos, como nueces, almendras o avellanas, siempre masticando lentamente hasta sentir como se convierten en leche vegetal en tu boca.

Pero no consumas leches de frutos oleaginosos o leche de soja fabricada industrialmente, ya que estas leches no contienen prácticamente ninguna vitamina o micronutriente natural.

Igual que hemos visto con las frutas que se deben consumir en la mañana, cada vez que tomes una verdura cruda o cocida, cereales o leguminosas, nútrete de su color y de su olor, con cada mordisco.

Cada vez que comas, hazlo lentamente, con agrado, gratitud y reconocimiento por estos alimentos vivos.

Tu cuerpo necesita de 2 a 3 litros de agua al día, algo que podrás encontrar sobre todo en las frutas, verduras, alimentos crudos o cereales germinados.

Es necesario que siempre tomes esta cantidad cada día, y es mejor que lo hagas siempre entre comidas (pero nunca durante las comidas), trata que de que sean 1 y 2 litros de agua en estos momentos.

Pero no bebas agua (o muy poca) durante las comidas para no ahogar o destruir los nutrientes de los alimentos. Siguiendo estas sencillas recomendaciones de sentido común conseguirás una salud excelente.

## Ayunar y Descansar:

Hoy en día, un gran número de estudios destacan las increíbles virtudes terapéuticas y purificadoras del ayuno:
Una de estas ventajas es la pérdida de peso, mejora de ciertas enfermedades crónicas, mejora de las facultades cognitivas, limpieza del sistema digestivo y purificación general de nuestro cuerpo, etcétera.

Se ha determinado que las personas comen demasiado y que el ayuno permite al cuerpo descansar y purificarse. El cuerpo se limpia entonces de células viejas, grasa, desechos y toxinas que lo atestan.

No obstante, debes tener en cuenta que el ayuno no tiene nada que ver con la anorexia, que es una enfermedad. No es peligroso, es accesible a todos (excepto en algunos casos patológicos), porque tenemos reservas que mantener sin problemas durante varios días.

Existen varios tipos de ayuno:
Ayuno de agua
Ayuno en seco
Ayuno intermitente

Al respecto, los invitamos a aprender sobre todos estos tipos de ayuno.

Pero esto es más que solo sobre la comida, esta es una completa filosofía de vida. Se trata de descansar desde todos los puntos de vista: los medios de comunicación, la tecnología, la música.

¿Por qué no reducir el tiempo que pasas en el teléfono, el tiempo que pasas viendo noticias negativas, escuchando música durante demasiado tiempo a alto volumen?

Todo esto hace que sobre estimules tu cuerpo.

**Aunque el capítulo que acabas de leer está escrito en un tono algo imperativo, tiene la intención de darte algunas ideas para que pienses sobre los hábitos que tienes y cómo puedes mejorarlos.**

**El objetivo, también es mostrarle que una vida saludable juega un papel muy importante en tu salud en general.**

**Vivir saludablemente es lo que le permite que si has estado enfermo, puedas curar de mejor manera y más eficientemente, y también es posible prevenir la aparición de enfermedades en el futuro.**

# Palabras Finales
## ¡Gracias!

Felicitaciones, has llegado al final del libro.

Has comprendido lo importante que es cuidar de ti mismo y de tu cuerpo.

¡Recuerda que, tu salud debe ser tu prioridad número uno!

Porque, en realidad: **¿Existe algo más valioso para las personas que la salud?**

Como siempre, por favor, te pedimos consultar a un médico antes de tomar cualquier medida. Este libro es simplemente una recopilación de consejos que han demostrado su eficacia en la salud de algunas, pero no olvides que, como cualquier libro, no puedes reemplazar un diagnóstico médico calificado.

# Su Regalo
# Libro gratuito sobre los Alimentos Alcalinos

Para agradecerte que hayas leído este libro, queremos regalarte un ejemplar digital en formato PDF.

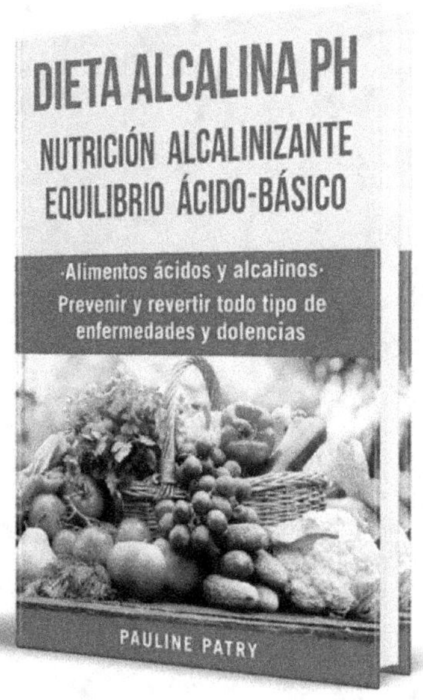


En este libro, tratamos el tema del equilibrio ácido-base del cuerpo. Aprenderás como regular este equilibrio, los alimentos a evitar y aquellos a los que dar preferencia.

Para descargar a este libro gratuito, sigue o haz clic en el siguiente enlace:

https://katvio.com/libro

También puedes escanear el siguiente código QR con tu smartphone, abrirá el enlace automáticamente:

# Su opinión del libro

Si crees que este libro puede ayudar a otras personas que sufren, por favor, tómate el tiempo para compartir una opinión positiva.

Si no estás satisfecho con este libro, puedes contactar con el autor del libro para compartir tus pensamientos y comentarios. Nos tomamos muy en serio la mejora continua de este libro. Por lo tanto, si tienes alguna recomendación, consejo o mejora que enviar, puedes contactar directamente con el autor a través de este enlace:

https://katvio.com/reaccion

**Si crees que este libro puede ayudar a otras personas, la mejor manera de compartir esa información es publicar un comentario positivo sobre la plataforma de compra de este libro.**

¡Te deseamos que goces de excelente salud!

*Pauline PATRY*

www.ingramcontent.com/pod-product-compliance
Lightning Source LLC
Chambersburg PA
CBHW071237240726
48654CB00009B/1096